LEÇON D'OUVERTURE, — 18 MARS 1879.

COUP D'ŒIL SUR L'HISTOIRE

DE

LA CHIRURGIE

PAR

Le Dʳ E. MASSE

PROFESSEUR A LA FACULTÉ.

MONTPELLIER
C. COULET, LIBRAIRE
de la Faculté de Médecine
et de l'Académie des Sciences et Lettres
Grand'Rue, 5

PARIS
V.-A. DELAHAYE, LIBRAIRE
Place de l'École-de-Médecine

1879

FACULTÉ DE MÉDECINE DE BORDEAUX
Cours de Médecine Opératoire.

LEÇON D'OUVERTURE, — 18 MARS 1879.

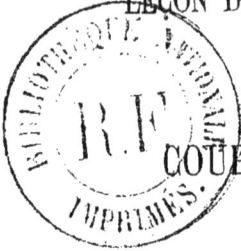

COUP D'ŒIL SUR L'HISTOIRE

DE

LA CHIRURGIE

PAR

Le Dr E. MASSE

PROFESSEUR A LA FACULTÉ.

MONTPELLIER
C. COULET, LIBRAIRE
de la Faculté de Médecine
et de l'Académie des Sciences et Lettres
Grand'Rue, 5

PARIS
V. - A. DELAHAYE, LIBRAIRE
Place de l'École-de-Médecine

1879

COUP D'ŒIL

SUR

L'HISTOIRE DE LA CHIRURGIE.

PREMIÈRE LEÇON

DU COURS DE MÉDECINE OPÉRATOIRE.

MESSIEURS,

En commençant devant vous le cours de Médecine opératoire, il ne sera pas tout d'abord inutile de définir la science que je suis chargé de vous enseigner. Pour Sabatier, un des premiers auteurs qui aient conçu et exécuté un Traité complet de Médecine opératoire, la médecine opératoire est cette partie des sciences médicales qui traite de la théorie et de la pratique des opérations.

Nous adopterons cette définition, qui ne limite pas cette science à l'étude sèche et aride du manuel de l'opération, à l'étude des seuls préceptes qui doivent diriger la main ou l'instrument du chirurgien.

Avant de décrire une opération, il est indispensable d'indiquer rapidement les circonstances qui la réclament.

Le but de l'opération étant connu et nettement formulé, on doit étudier le terrain sur lequel on va être appelé à agir.

L'anatomie chirurgicale nous permettra de prévoir les difficultés que nous devons rencontrer. Les difficultés connues, nous serons plus en état de les vaincre dans l'exécution de l'opération. Ces préliminaires posés, on doit encore faire connaître, au moins succinctement, les différents procédés employés pour arriver au même but. Nous nous bornerons le plus souvent à faire entre eux un choix qui permette d'éliminer tous ceux qui n'ont pas une valeur réelle. Au lieu de les décrire tous minutieusement (ce qui serait long et souvent fastidieux), nous nous bornerons le plus souvent à indiquer les idées chirurgicales qui leur ont donné naissance. Nous profiterons de cette occasion pour vous faire connaître l'histoire et les progrès de l'art.

Les différents procédés connus, on doit s'efforcer de discuter leur valeur. Nous choisirons entre eux ceux qui remplissent le mieux les indications. Ce seront ceux-là que nous décrirons avec le soin le plus minutieux et que nous pratiquerons devant vous.

L'opération faite, notre tâche n'est pas encore accomplie. L'opéré doit être pansé, maintenu dans des appareils qui complètent et rendent durables les résultats obtenus par l'opération. L'attitude du blessé, son pansement, son régime, le milieu dans lequel il vit, doivent être de la part du chirurgien l'objet de la plus sérieuse attention. Ce sont là des auxiliaires qui contribuent puissamment au succès de l'opération.

L'opération prive quelquefois le blessé d'un organe important que le chirurgien, impuissant à guérir, est obligé d'enlever. La Médecine opératoire nous enseigne les moyens d'alléger l'infirmité consécutive à l'opération. L'autoplastie comble les pertes de substance, refait quelquefois les organes enlevés, le nez, les paupières, la bouche, etc. Les appareils prothétiques permettent aussi à l'opéré de cacher sa mutilation, de retrouver l'usage d'un membre perdu, de rentrer dans la vie commune, de pourvoir à son existence. Plus d'un blessé consentira plus facilement à l'amputation si le chirurgien sait lui faire entrevoir les moyens de pallier la perte du membre qu'il va lui enlever.

Dans l'étude des indications et des contre-indications des différentes opérations, on doit nécessairement faire entrer les données de la statistique des succès et des revers, tout en se gardant bien d'y ajouter une trop grande importance. Les statistiques sont quelquefois mal faites par ceux qui les donnent.

On ne note pas tous les revers, on compte des succès éphémères. On ajoute des unités qui ne sont pas du même ordre : des opérations sur des enfants, des adultes et des vieillards ; des opérations faites dans les hôpitaux, à la ville et à la campagne ; sur des sujets sains ou épuisés par de longues souffrances. Il y a donc de nombreuses causes d'erreurs dont il faut tenir compte pour apprécier sainement l'importance de la statistique chirurgicale. Sous ces réserves, je n'oublierai pas de vous les signaler et d'en utiliser les données pour établir les indications des grandes opérations.

Pour nous donc, la Médecine opératoire comprendra :

Les indications et les contre-indications de l'opération ;

L'étude anatomique de la région sur laquelle on la pratique ;

L'étude historique des différents procédés;

Le choix raisonné des meilleurs moyens de pratiquer l'opération ;

L'étude minutieuse de leur manuel opératoire;

Les pansements et les appareils destinés à compléter la guérison ;

Les appareils prothétiques destinés à pallier les difformités consécutives aux opérations;

Enfin la statistique raisonnée des succès et des revers.

Ainsi comprise, la Médecine opératoire touche par plus d'un point à la pathologie externe, mais il ne saurait y avoir aucun inconvénient à vous redire plus d'une fois la même chose quand il s'agit de faits importants.

La Médecine opératoire , vous le voyez , comprend la thérapeutique chirurgicale tout entière.

Elle comprend l'étude de tous les moyens qui exigent l'intervention méthodique de la main du chirurgien, seule ou armée, sur le corps humain. Le chirurgien intervient, tantôt pour guérir, pallier, prévenir une maladie, ou faire disparaître une difformité. Nous rattacherons à la Médecine opératoire la petite chirurgie, l'étude des bandages, le traitement des fractures, par conséquent l'étude des différents appareils que ces lésions réclament. Nous nous occuperons aussi du traitement des luxations, des différentes manœuvres de réduction, des appareils employés pour les obtenir, ainsi que des moyens destinés à maintenir les résultats acquis par la réduction.

L'orthopédie se rattache encore à la Médecine opératoire; nous étudierons donc les opérations et les appareils employés pour remédier aux principales difformités de la taille, aux déviations des membres. Notre cadre, vous le voyez , est considérable ;

nous nous efforcerons cependant de le remplir dans le moins de temps possible, en n'insistant que sur les points les plus usuels de la pratique chirurgicale.

J'ai dit au début de cette leçon, après Sabatier, que la Médecine opératoire était cette partie des sciences médicales qui traite de la théorie et de la pratique des opérations. Je ne serais donc pas fidèle à la définition que j'ai tout d'abord adoptée, si je me bornais à vous faire un enseignement purement théorique. Ma mission comme professeur n'est pas seulement de vous formuler des règles d'opération, mais de vous mettre en état de faire l'opération vous-mêmes. Le chirurgien doit être habile de ses mains, et ce n'est que par des exercices pratiques sur le cadavre que vous arriverez à connaître par vous-mêmes les difficultés et les détails des différentes opérations, le maniement des instruments qui servent à les exécuter. Je désire donc que vous soyez individuellement exercés dans les amphithéâtres aux opérations chirurgicales. Je joindrai aux leçons théoriques des exercices pratiques supplémentaires. Tel est le programme de mon enseignement, que je m'efforcerai de rendre aussi pratique que possible, pour qu'il vous soit réellement utile.

Avant de nous engager dans nos études spéciales, je désire vous tracer à grands traits l'histoire de la Chirurgie. Ce sera un cadre que je restreindrai le plus possible, mais qui sera cependant suffisant pour vous servir de point de repère dans l'histoire spéciale de nos grandes opérations chirurgicales.

Il serait inutile de chercher dans les Védas, chez les Indiens ; dans le Talmud, chez les Hébreux ; dans Homère, chez les Grecs, des notions exactes sur l'histoire de notre art. Nous savons seulement par Homère que Machaon et Podalyre exerçaient la chirurgie pendant la guerre de Troie, 1,200 ans avant J.-C., d'après les préceptes d'Esculape, leur père.

Chez les Indiens et chez les Hébreux, on ne trouve que des traces d'une médecine théurgique qui ne peut nous occuper ici.

Il faut arriver à *Hippocrate*, 460 ans avant J.-C., pour voir réunies dans un ouvrage les premières notions de la science chirurgicale. Nous devons à Pétrequin une récente traduction de la Chirurgie d'Hippocrate sur de nouveaux documents.

On peut lire encore aujourd'hui , avec le plus vif intérêt , le Traité des fractures, des luxations, des plaies de tête, des blessures, des fistules, des hémorrhoïdes. Ces différents ouvrages nous montrent que l'œuvre chirurgicale d'Hippocrate est peut-être plus importante que son œuvre médicale.

Il traitait, comme aujourd'hui, les fractures par l'immobilisation et l'extension. Il immobilisait la poitrine dans les fractures des côtes. Il pratiquait l'arrachement des polypes, la thoracentèse et la paracentèse.

Après Hippocrate, l'histoire de la Chirurgie en Grèce nous est complétement inconnue.

C'est à l'*École d'Alexandrie* que nous retrouvons conservées les traditions hippocratiques.

La chirurgie bénéficia des connaissances anatomiques nouvelles qu'apportèrent à la médecine l'École d'Érophile et d'Érasistrate.

Ce furent à ces sources que se formèrent les chirurgiens arabes et les successeurs d'Hippocrate , Celse et Galien.

Celse, sous Auguste, réunit dans un grand ouvrage les traditions du passé et l'état de la science à son époque. Il puisa à l'École d'Alexandrie les traditions hippocratiques, qu'il vulgarisa dans Rome.

La chirurgie avait déjà fait de notables progrès : on pratiquait la trachéotomie, on s'occupait des maladies des articulations, des plaies pénétrantes de la poitrine. On opérait la cataracte par abaissement, on faisait de l'autoplastie pour les paupières, les lèvres et le nez.

Galien, né à Pergame, 131 ans après J.-C., étudia aussi la médecine et la chirurgie à l'école d'Alexandrie. Ses découvertes physiologiques, ses doctrines médicales, eurent plus de retentissement que ses travaux de chirurgie. Il nous a cependant légué par ses écrits l'histoire de l'art avant lui et la pratique chirurgicale de ses contemporains; nous lui devons des traités spéciaux sur les plaies, les ulcères, les fractures. Il s'est occupé spécialement des maladies des yeux, de l'hémostasie. Il connaissait la ligature et la torsion des vaisseaux; il avait même étudié la formation du thrombus.

Les traductions chirurgicales des œuvres d'Hippocrate et de Galien restèrent complétement oubliées en Europe pendant le moyen âge. Elles nous revinrent plus tard par les Arabes, qui les apportèrent à Cordoue et à Séville.

Parmi les chirurgiens arabes du moyen âge, l'histoire nous a conservé les œuvres de Rhazès au xe siècle, d'Avenzoar et d'Albucasis au xiie siècle.

Albucasis publia des ouvrages de chirurgie illustrés de planches très-curieuses à consulter, représentant les instruments employés à son époque. Il usa et abusa des caustiques, et principalement du cautère actuel. Il consacra un livre entier à la Pyrotechnie. Il aborda tous les grands problèmes de la chirurgie et pratiqua lui-même un grand nombre d'opérations hardies : la cataracte, la bronchotomie, la gastrotomie, les amputations. Il s'occupa des fractures, des luxations; il faisait même la résection des cals vicieux dans les fractures mal consolidées.

Ce fut à Salerne, au viie siècle, que fut créé le premier centre d'instruction en Occident. Cette école fut florissante jusqu'au xie siècle; on y enseigna la médecine et la chirurgie d'après les traditions et les livres arabes. On y commenta Hippocrate et Galien sur les traductions arabes de ces ouvrages.

Au xiiie siècle, se fondèrent l'École de Montpellier et plus tard l'Université de Paris; de nombreuses écoles furent établies en Italie à la même époque. — L'enseignement s'y faisait avec les mêmes ressources.

C'est au xiiie siècle que remonte le premier traité de Chirurgie. Il fut publié en Italie par Guillaume de Salicet. Cet ouvrage est en partie basé sur son expérience personnelle : chirurgien habile et profond érudit, il joignit l'étude des œuvres de Galien aux traditions des chirurgiens arabes.

Après lui, Lanfranc apporta d'Italie à Lyon, et plus tard à Paris, les traditions de l'École italienne. Son enseignement eut le plus grand succès. Il nous a laissé un ouvrage assez important de Chirurgie.

Le premier chirurgien français à qui nous devons un Traité complet de Chirurgie appartient à l'École de Montpellier : c'est Guy de Chauliac, qui vivait au xiv° siècle. Son œuvre chirurgicale est basée sur un grand nombre d'observations personnelles. Il connaissait à fond les traditions des Grecs et des Arabes. Il sut, dans ses ouvrages, mettre son érudition à profit.

Du xiv° siècle au xvi° siècle, la chirurgie comme la médecine subirent une profonde décadence. Nous trouvons cependant au xv° siècle quelques spécialistes dont l'histoire nous a conservé le nom. Les Branca, qui faisaient de l'autoplastie, créèrent la méthode italienne. Les Norsini ont laissé une certaine célébrité dans la cure radicale des hernies. C'est à cette époque que la taille au grand appareil paraît avoir été inventée.

Il faut arriver au commencement du xvi° siècle pour rencontrer un nom qui mérite de vous être cité. Jean de Vigo, médecin du pape Jules II, publia en 1514 un grand Traité de Chirurgie.

Il décrivit avec soin la taille, les hernies, la cataracte ; il fit un Traité de la syphilis. Jean de Vigo attachait une grande vertu aux topiques, il maniait avec habileté les caustiques ; la matière médicale a conservé jusqu'à nous la formule de son emplâtre.

Il distinguait déjà à cette époque les différentes formes de gangrène. Il prescrivit le premier de faire les amputations dans les parties saines. Dans les plaies par armes à feu, il croyait à l'intoxication et il pratiquait la cautérisation.

Dans la deuxième moitié du xvi° siècle, surgit en France le véritable rénovateur de la Chirurgie, l'immortel Ambroise Paré.

. A. Paré sut se dégager des entraves des traditions anciennes des Grecs et des Arabes pour chercher une voie nouvelle. Nourri de la lecture de Guy de Chauliac et de Jean de Vigo, guidé par de sérieuses études anatomiques et cliniques, observateur intelligent et sagace, il donna à la chirurgie française un nouvel essor.

Il naquit à Laval en 1517 ; son père, pauvre artisan coffretier, le plaça chez le chapelain Orsoy, qui lui fit faire quelques études. D'abord élève dans la boutique d'un barbier, il fit là ses premières armes, rasant et saignant alternativement les clients de la boutique, sous la haute direction de son patron ; mais bientôt il ne tarda pas à quitter la province pour venir se placer dans les mêmes conditions à Paris. Il fit trois ans d'internat à l'Hôtel-Dieu et se fit recevoir Maître barbier en 1536 ; il entra d'abord dans la chirurgie militaire, et le fruit de sa première campagne fut son Traité des plaies d'arquebusades, où il fit connaître une de ses grandes découvertes, la suppression de la cautérisation des plaies par armes à feu.

C'est à la suite de l'affaire du Pas-de-Suse que, l'huile bouillante venant à manquer, il pansa ses blessés sans les cautériser.

Le pauvre homme n'en dormit pas de la nuit ; mais le lendemain et les jours suivants il constata que les plaies n'en allaient que mieux, et il en conclut que les plaies d'arquebuse n'étaient pas empoisonnées, que la cautérisation était inutile.

Une des grandes découvertes d'Ambroise Paré fut encore la ligature des artères dans les amputations.

Cette idée avait germé dans l'esprit du grand chirurgien dans une discussion sur l'hémostasie avec Étienne de la Rivierre et François Rasse, chirurgiens de Saint-Côme. La ligature était employée pour les vaisseaux dans les plaies ordinaires ; pourquoi ne serait-elle pas appliquée aux amputations ?

C'est au siége de Damvilliers, en 1551, qu'Ambroise Paré fit la ligature des artères dans le moignon de son amputé en supprimant la cautérisation. — Son malade guérit ; ce résultat, considéré comme merveilleux, mit le comble à sa réputation.

Il fut reçu Maître chirurgien en 1554. Sa réputation grandit de jour en jour, grâce à des cures merveilleuses. Il fut successivement chirurgien du roi Henri II, de François II, de Charles IX et de Henri III.

Il eut à la fois une grande réputation et acquit une grande fortune dont il se servit pour faire publier avec luxe ses œuvres complètes, ornées de dessins et de figures.

Il possédait une très-belle bibliothèque et un cabinet de raretés où l'anatomie, la tératologie, l'anatomie pathologique et l'histoire naturelle même étaient également représentées.

Malgaigne nous a récemment donné une magnifique édition de ses œuvres et l'histoire complète de sa vie.

Au xvɪᵉ siècle, à l'époque d'Ambroise Paré, Bordeaux avait une Université florissante, fondée déjà depuis un siècle. Elle recevait des docteurs, elle avait des agrégés et recrutait elle-même ses professeurs au concours.

A cette époque, les chirurgiens voulurent avoir aussi leur enseignement. Ils créèrent un Collège de Chirurgie qui nommait, comme Paris, des Maîtres chirurgiens. Ceux-ci étaient tenus de subir une série d'épreuves d'anatomie, de chirurgie, que l'on désignait sous le nom de chef-d'œuvre.

On en subissait dix-sept à Paris; il est probable que le Collège de Bordeaux n'était pas moins exigeant. On recevait aussi, avec des examens moins sévères, des chirurgiens de légère expérience, qui étaient probablement les barbiers de l'époque, qui exerçaient la chirurgie dans les bourgs et les villages, et faisaient la petite chirurgie dans les villes.

La fin du xvɪᵉ siècle vit surgir en Italie des noms à jamais mémorables. Auprès de Vésale se groupèrent des chirurgiens puisant dans l'anatomie les bases inébranlables de la médecine opératoire.

Fallope, un des premiers, signala l'action nocive de l'air sur les plaies et préconisa la réunion; il s'occupa du traitement des polypes, qu'il traitait par la ligature. On peut citer encore, à côté de ce grand chirurgien, Jérôme Fabrice d'Aquapendente, qui produisit un grand Traité de Chirurgie où il résuma les connaissances chirurgicales de son époque.

Fabrice de Hilden, en Suisse, servit de transition du xvɪᵉ au xvɪɪᵉ siècle; il laissa de remarquables travaux sur la gangrène, sur la lithotomie; il sut profiter des enseignements de Vésale et des ouvrages d'Ambroise Paré, auquel on peut presque le comparer.

Le xvɪɪᵉ siècle ne fut pas aussi riche en chirurgiens qu'en anatomistes et en physiologistes. Nous ne pourrions citer à cette époque le nom d'aucun chirurgien qui puisse être comparé à Harvey, à Aselli, à Pecquet, à Malphigi, à Ruysch, à Riolan, à Willis, à Rivinus, qui personnifient tous autant de grandes découvertes anatomiques.

C'est au xvII° siècle, sous Louis XIV, en 1672, que fut ouvert au Jardin royal à Paris, à côté du cours d'anatomie, le premier cours public de Médecine opératoire. Il fut confié à Dionis, chirurgien juré, qui nous a conservé le résumé de son enseignement dans son Cours d'opérations et de chirurgie.

C'est un ouvrage très-complet et très-curieux à consulter.

Pour chaque opération, l'auteur donne une gravure représentant sur une table les instruments qui servent à l'exécuter. Chacun d'eux y est rangé suivant les différents temps de l'opération où il doit être employé.

Le xvIII° siècle marque une ère nouvelle pour la chirurgie. C'est J.-L. Petit qui est le promoteur de ce nouveau mouvement chirurgical. Grâce à l'influence et aux subsides de Lapeyronie, une École de Chirurgie fut créée à Paris sous Louis XV. L'Académie de Chirurgie fut également fondée. On dut encore cette grande institution aux efforts réunis de J.-L. Petit et de Lapeyronie.

Les travaux de cette Académie maintinrent pendant un demi-siècle la chirurgie française à une très-grande hauteur.

Lapeyronie créa à Montpellier, à la même époque, une École de Chirurgie pour laquelle il fit bâtir un édifice spécial ; il en paya lui-même les professeurs.

Les chirurgiens de Bordeaux suivirent le grand mouvement chirurgical du xvII° siècle. Ils achetèrent, rue Lalande, un terrain sur lequel ils bâtirent un Collége de Chirurgie qu'ils désignèrent sous le nom d'école Saint-Côme. Le roi Louis XV y établit cinq professeurs royaux. La chirurgie seule y fut enseignée jusqu'en 1792; plus tard cette École se rouvrit, en 1804.

Le xvIII° siècle, le grand siècle de l'Encyclopédie, marque une grande époque pour la Chirurgie. L'anatomie devint la base de la chirurgie ; tous les grands chirurgiens du xvIII° siècle furent des anatomistes. L'anatomie et la physiologie pathologiques furent créées, l'enseignement clinique fut fondé.

La chirurgie fut enseignée par les chirurgiens eux-mêmes, par des hommes habiles à pratiquer les opérations, ingénieux à modifier les procédés anciens, capables d'en créer de nouveaux, désireux enfin de s'affranchir de toutes les erreurs du passé et de créer une science nouvelle, basée tout entière sur l'observation.

Le mouvement scientifique fut général en Europe. La France y eut une large part, mais l'Allemagne, l'Italie, l'Angleterre, produisirent aussi des hommes illustres, des œuvres chirurgicales qui préparèrent les grands progrès du xixᵉ siècle.

En France, l'Académie de Chirurgie fut une pépinière de chirurgiens célèbres qui contribuèrent aux progrès de la chirurgie par leurs ouvrages, par leur pratique et par leur enseignement.

J.-L. Petit publia un Traité d'opérations et des Mémoires spéciaux sur les hémorrhagies et les maladies des os. Ledran écrivit sur les plaies d'armes à feu. Ravaton nous a conservé dans quatre volumes les résultats de sa pratique chirurgicale ; nous lui devons quelques procédés ingénieux. Quesnay nous a laissé un Traité de la suppuration. Desault, enfin, fut un des chirurgiens les plus célèbres de cette époque; c'est lui qui créa l'enseignement clinique.

Il serait trop long de citer toutes les innovations chirurgicales que nous lui devons. Il créa de nouveaux procédés d'amputations par la méthode circulaire et à lambeaux. Il pratiqua, comme Anel et Hunter, la ligature de l'artère au-dessus du sac dans les anévrysmes. Bichat et Chopart nous ont conservé, dans le Journal de Chirurgie, ses brillantes leçons de clinique chirurgicale.

Anel, contemporain de Desault, créa sa nouvelle méthode de traitement des anévrysmes, restée depuis attachée à son nom.

Chopart écrivit un Traité de Chirurgie et plusieurs Mémoires sur les maladies des voies urinaires. Nous lui devons un procédé d'amputation du pied et une potion qui a sa part de célébrité dans le traitement des maladies vénériennes.

Nous citerons encore, parmi les chirurgiens de cette époque, Tenon, qui s'occupa d'anatomie et de chirurgie ; nous lui devons plusieurs mémoires spéciaux sur les maladies des yeux et la cataracte.

En province, parmi les chirurgiens célèbres, étaient Goulard, Méjean et Vigarous à Montpellier, Pouteau à Lyon.

En Allemagne, au xviiiᵉ siècle, Heister et Richter publièrent de grands traités de Chirurgie; ils furent à la fois des chirurgiens érudits, des professeurs très-suivis et des opérateurs habiles ; nous citerons encore, à côté d'eux, Theden et Callisen, dont nous retrouverons quelquefois les noms dans le cours de nos études.

L'Italie eut aussi des chirurgiens habiles, qui étaient venus s'instruire à Paris, Molinelli et Bertrandi ; on peut encore citer après eux des chirurgiens de la plus grande valeur, qui furent en même temps des anatomistes du plus grand mérite : Malacarne, Fontana, Paletta, Scarpa. L'anatomie et la chirurgie nous ont conservé tous ces noms, qui ne vous sont certainement pas inconnus, et qui sont attachés à une série de découvertes importantes.

En Angleterre, la chirurgie comptait à cette époque de nombreuses illustrations; vous connaissez bien certainement les noms de Cheselden, de Douglas, de Monro.

Le nom de Pott est resté attaché à la désignation d'une maladie qu'il étudia le premier avec soin, la carie vertébrale.

Benjamin Bell publia un Traité complet de Chirurgie.

Enfin, au-dessus de tous ces hommes célèbres plane une grande figure, un grand nom, une des plus grandes illustrations du XVIIIe siècle, John Hunter, qui fut le créateur de la physiologie pathologique, de la chirurgie expérimentale.

Parmi les ouvrages de Hunter, son Traité du sang et de l'inflammation ; son Mémoire sur la phlébite, ses différents Mémoires de Chirurgie, resteront des œuvres immortelles. Il s'occupa d'anatomie humaine, d'anatomie comparée, de médecine opératoire, de chirurgie ; il jouit en Angleterre d'une très-grande réputation et acquit une immense fortune dont il fit le plus libéral emploi ; il fonda une école et un musée splendide qui est parvenu jusqu'à nous et qui porte encore son nom.

Nous arrivons enfin au XIXe siècle, qui marque une grande révolution dans l'enseignement de la médecine et de la chirurgie.

Nous signalerons dès son début la création des Facultés de Médecine à Paris, à Montpellier et à Strasbourg, et la reconstitution complète de l'enseignement.

Dès le commencement de ce siècle, Bichat, l'élève de Desault, créa l'anatomie pathologique; ses recherches et ses théories eurent une grande influence sur ses contemporains.

Parmi les chirurgiens du commencement du xixᵉ siècle, nous devons d'abord citer Sabatier, qui marque la transition du xviiiᵉ au xixᵉ siècle ; il était membre de l'ancienne Académie de Chirurgie, il fut professeur à la nouvelle Faculté de Paris.

Nous devons à Sabatier un Traité de Médecine opératoire qui est un chef-d'œuvre d'exactitude et d'érudition, que l'on peut consulter encore avec fruit. Sabatier vécut sous la Révolution et sous l'empire; il fut professeur de Médecine opératoire dès la création de la Faculté de Médecine de Paris.

Boyer, son contemporain, élève de Desault, professa d'abord l'anatomie ; il devint plus tard professeur de pathologie externe à la Faculté de Paris; son Traité des maladies chirurgicales et des opérations qui leur conviennent est une véritable encyclopédie où tous nos auteurs classiques modernes ont puisé à pleine main.

Il fut chirurgien de la Charité, médecin consultant de l'empereur Napoléon Iᵉʳ, qui l'emmena, un peu malgré lui, dans sa campagne de Prusse; il fut plus tard chirurgien consultant de Louis XVIII, de Charles X et de Louis-Philippe.

Les grandes guerres de l'empire ouvrirent un immense champ d'observation aux chirurgiens : nous citerons à la hâte les grands noms de Saucerotte, de Percy et Larrey, que nous aurons souvent à vous rappeler.

Sous la Restauration, Dupuytren à Paris, Delpech à Montpellier, firent faire à la Chirurgie d'immenses progrès. Nous aurons souvent, dans ces leçons, à vous montrer la part qui revient à chacun de ces deux grands hommes dans le progrès de la chirurgie moderne. Ce sont eux qui ont formé les grands chirurgiens de la période contemporaine.

A côté d'eux, nous citerons des chirurgiens d'une très-grande valeur : Richerand, Roux, Marjolin, Lisfranc, Sanson, Cloquet, à Paris ; Lallemand et Serres à Montpellier.

C'est à cette époque que se place l'invention de la lithotritie; des modifications importantes furent introduites pour la taille. Delpech découvrit la ténotomie sous-cutanée ; on perfectionna l'autoplastie et les restaurations de la face. De nouvelles méthodes furent introduites dans les amputations. La chirurgie utérine se développa, grâce à l'emploi du spéculum.

Sous le règne de Louis-Philippe, la chirurgie suivit l'impulsion de Delpech et de Dupuytren. C'est la période où brillèrent à Paris Velpeau, Blandin, Bérard, Laugier, Amussat, Vidal (de Cassis).

Nous citerons à la même époque: Bonnet, Pravaz et Reybard, à Lyon, Goyrand à Aix.

Dans la chirurgie militaire, Baudens et Scoutetten, Raynaud et Foulloy dans la chirurgie de marine.

De la découverte de l'anesthésie chirurgicale en 1847 date dans notre siècle une nouvelle période non moins brillante que celle qui l'avait précédée. On avait expérimenté le protoxyde d'azote comme anesthésique, mais les résultats n'avaient pas été concluants. C'est à l'américain Jackson que l'on doit les premières expériences sur l'anesthésie par l'éther. Ce fut le dentiste Morton qui fit les premières applications de l'éther pour l'avulsion des dents.

Cette méthode fut bientôt employée dans les hôpitaux en Amérique ; de l'Amérique, elle arriva vite à Londres, et de là à Paris. Elle fut expérimentée pour la première fois par Jobert à l'hôpital Saint-Louis; Malgaigne et Velpeau l'expérimentèrent à eur tour.

On employa avec succès l'éther dans les opérations pour éviter la douleur; on apprécia la valeur de cet agent pour la réduction des luxations; Simpson l'employa dans les accouchements. Longet et Flourens expérimentèrent l'éthérisation au point de vue physiologique; plus tard Flourens fit connaître l'action du chloroforme comme agent anesthésique sur les animaux, mais c'est Simpson qui, en Angleterre, employa pour la première fois sur l'homme ce nouvel agent d'anesthésie chirurgicale.

Ce nouveau moyen fut bientôt essayé et mis en pratique par presque tous les chirurgiens.

Quelques accidents survenus par la chloroformisation amenèrent cependant quelques chirurgiens à revenir à l'éther; mais cette réaction ne dura pas longtemps, elle eut pour conséquence de faire rechercher avec plus de soin les indications et les contre-indications de la chloroformisation ; quelques chirurgiens maintinrent, pour quelques cas spéciaux, l'utilité de l'éthérisation. Mon excellent maître, M. Bouisson, le célèbre professeur de Montpellier, a résumé à cette époque, dans un travail des plus remarquables, les règles de l'anesthésie chirurgicale. L'éthérisation est aujourd'hui presque complétement abandonnée, et le chloroforme est généralement employé par presque tous les chirurgiens.

La découverte de l'anesthésie marque une grande époque dans l'histoire de la Chirurgie. Non-seulement ce nouveau moyen permit de supprimer la douleur, mais il eut une grande influence sur le résultat d'un grand nombre d'opérations.

Aborderons-nous maintenant l'histoire de la période contemporaine de la Chirurgie? Vous parlerai-je encore de Malgaigne, de Nélaton, de Denonvilliers, de Jarjavay, de Lenoir, de Michon, de Morel-Lavallée et de toute la phalange des grands chirurgiens que nous avons récemment perdus, de tous nos contemporains? Le temps ne saurait me le permettre.

Nous aurons plus d'une fois l'occasion de vous dire, à propos de chaque opération, ce que nous devons à chacun d'eux. Nous vous parlerons à la fois plus librement de ceux qui sont morts et de ceux qui font encore la gloire de la chirurgie française. Nous vous ferons connaître en même temps les travaux les plus importants des chirurgiens étrangers.

D'immenses progrès se sont accomplis depuis trente ans, dans la chirurgie comme dans la médecine; il me serait difficile de vous les signaler tous.

La chirurgie a mis à profit tous les nouveaux moyens d'exploration et d'investigation scientifique. Le diagnostic et le pronostic y ont singulièrement gagné en précision.

Vous parlerai-je des progrès obtenus en chirurgie depuis l'emploi du sphygmographe, du thermomètre, de l'ophthalmoscope, du laryngoscope, de l'otoscope, des endoscopes? Tous ces nouveaux instruments de d'ᵒ stic sont aujourd'hui entre les mains de tous les pratici s. Le galva caustique, l'écraseur de Chas

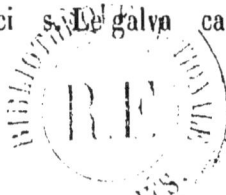

saignac, le serre-nœud de Maisonneuve, la ligature élastique, le thermo-cautère, sont devenus depuis peu de nouveaux moyens de diérèse au service des chirurgiens. L'hémostasie a fait récemment de grands progrès par l'emploi de la bande d'Esmarck, des pinces de Kœberlé et de Péan ; par l'usage de l'acupressure, de la torsion des artères.

Le drainage, employé d'abord par Chassaignac pour les plaies en suppuration, est devenu entre les mains des chirurgiens de Bordeaux un adjuvant des plus utiles pour faciliter la réunion dans les amputations, en combinant son action avec les réunions profondes. Vous l'avez vu donner de merveilleux résultats, dans les statistiques récemment publiées par mon excellent collègue M. Azam.

L'aspiration pneumatique de Guérin, de Dieulafoy, de Potain, a permis de vider facilement et sans danger les cavités les plus profondes des liquides qui s'y accumulent.

Les travaux récents sur les fonctions du périoste ont amené de grandes hardiesses chirurgicales dans la pratique des résections. Nous devons à Sédillot, l'illustre chirurgien de Strasbourg, à Ollier, le célèbre professeur de clinique chirurgicale de Lyon, une série de travaux et de procédés que nous vous signalerons en leur temps.

De grands progrès ont été accomplis dans le traitement des maladies utérines; vous pourrez facilement les connaître en lisant le magnifique Traité publié récemment par le professeur Courty, le célèbre gynécologiste de Montpellier. La fistule vésico-vaginale, grâce à des simplifications ingénieuses dans le manuel opératoire et à l'invention de nouveaux instruments pour l'avivement et la réunion, est devenue une opération dont le succès peut être le plus souvent assuré.

L'ovariotomie, dont les premiers et brillants succès sont dus à un grand chirurgien de notre époque, à Kœberlé (de Strasbourg), est entrée nouvellement dans la pratique chirurgicale. Née à Strasbourg, cette opération a été plus tard pratiquée à Paris et en province. De l'ovariotomie, on a facilement passé à de plus grandes hardiesses chirurgicales. On a extirpé des corps fibreux, des tumeurs de tout genre de l'utérus et de ses annexes; l'utérus lui-même a été enlevé.

Grâce aux soins tout particuliers dont on a entouré les opérations siégeant dans la cavité abdominale, grâce aux pansements antiseptiques et à la réunion immédiate, la péritonite a pu être souvent évitée, toutes les tumeurs de l'abdomen ont pu être résolûment enlevées.

Vous parlerai-je des procédés récents de staphyloraphie, des applications des localisations cérébrales à la trépanation, de l'uréthrotomie, de l'œsophagotomie, des ingénieux instruments inventés pour pratiquer ces opérations? Je ne puis faire ici une énumération, même sommaire, des progrès récemment accomplis dans le diagnostic, dans le manuel opératoire, dans les instruments destinés au traitement de toutes maladies chirurgicales.

A toutes ces nouvelles ressources sont venues encore s'ajouter de nouvelles méthodes de pansement. Nul doute qu'il n'y ait depuis quelque temps un immense progrès dans le résultat des opérations chirurgicales, et il faut en rapporter l'origine à l'emploi des nouveaux pansements, aux nouvelles méthodes de réunion, dont les nouveaux pansements assurent le succès. Nous aurons l'occasion, à propos des amputations, de revenir sur ce sujet, qui est des plus importants.

En résumé, par ce court exposé vous avez vu que la Chirurgie se borna pendant longtemps aux ouvrages d'Hippocrate, de Galien et de Celse, qui furent partout commentés et traduits. Le moyen âge reçut la tradition grecque par les Arabes.

L'enseignement médical en Occident eut sa première école à Salerne, au VIIe siècle. Ce ne fut qu'au XIIIe siècle que des écoles analogues furent fondées en France, à Montpellier et à Paris, et plus tard à Bordeaux. G. de Salicet au XIIIe siècle, Guy de Chauliac au XIVe, Jean de Vigo et Ambroise Paré au XVIe, marquèrent par leurs œuvres chirurgicales les différentes étapes dans le progrès chirurgical. J.-L. Petit, Desault, Richter, Scarpa et Hunter furent les précurseurs, au XVIIIe siècle, du grand mouvement scientifique du XIXe.

Les travaux de Boyer et Sabatier, de Percy et Larrey, sous

la grande Révolution et sous l'empire, indiquèrent le premier réveil scientifique de notre génération ; Dupuytren et Delpech sous la Restauration, Velpeau et Blandin sous Louis-Philippe, marquent deux époques des plus brillantes pour la chirurgie française. De la découverte de l'anesthésie chirurgicale, en 1847, date une ère nouvelle, féconde en inventions merveilleuses, en progrès de tout genre : c'est la période contemporaine, que je n'ai pu même esquisser dans une revue aussi succincte.

Cet exposé sommaire et rapide de l'histoire de la Chirurgie suffira, je l'espère, pour vous montrer à quelle source nous puisons les origines de la science que je suis chargé de vous enseigner. C'est un cadre qui se complétera tous les jours par l'histoire des diverses opérations chirurgicales que je serai appelé à vous décrire.

Pour compléter cet aperçu historique, il ne sera pas, je crois, inutile de vous faire connaître rapidement l'histoire des origines de l'enseignement et de la pratique de la chirurgie.

L'Université n'admit la médecine, comme complément de l'enseignement philosophique, qu'au XIIᵉ siècle.

Les professeurs de médecine étaient clercs ; on en cite même quelques-uns qui devinrent évêques. Voués au célibat, un grand nombre d'entre eux n'en devinrent pas moins pères de famille et reconnurent même leurs enfants. Le célèbre Lanfranc, qui professait à Paris, donna à la Faculté de Montpellier un de ses fils, Bonnet, qui professa avec succès la chirurgie au XIVᵉ siècle.

Les professeurs de l'Université commentaient les livres anciens ; ils initiaient leurs auditeurs aux théories médicales et faisaient fort peu de chirurgie. Ces médecins érudits dédaignaient la pratique des opérations.

Parmi les élèves de l'Université, un certain nombre cependant se spécialisaient pour l'étude de la chirurgie.

Éloignés de l'Université par la condition gênante du célibat, ils consentirent tout d'abord à pratiquer au nom et sous les ordres de leur professeur. Ces chirurgiens laïques faisaient les opérations que les médecins clercs jugeaient nécessaires. Plus tard ils essayèrent de secouer le joug auxquels ils étaient asservis en se réunissant en corporation ; nous avons vu ces corporations s'organiser à Paris, à Bordeaux, à Montpellier.

Les chirurgiens laïques pourvurent d'abord eux-mêmes à l'enseignement de la chirurgie, en choisissant les plus capables d'entre eux pour la professer; ils décernèrent des grades de maîtres chirurgiens, de maîtres jurés et de chirurgiens de légère expérience. Les chirurgiens-maîtres confiaient des opérations de mince importance aux barbiers, mais ceux-ci ne tardèrent pas à pratiquer seuls un certain nombre d'opérations de chirurgie.

La loi consacra même une partie de leurs empiétements. Les barbiers, fiers de leurs privilèges, s'organisèrent en corporation ; ils reçurent eux-mêmes des maîtres-barbiers, ils eurent des élèves.

Au-dessous des barbiers, il existait à cette époque, comme il en existe encore aujourd'hui, des rebouteurs, des chirurgiens ambulants sans titres, praticiens spécialistes qui faisaient avec des procédés secrets les grandes opérations, la taille, la cure des hernies, l'autoplastie, la cataracte.

L'enseignement et la pratique de la médecine étaient entre les mains des médecins clercs; les chirurgiens laïques pratiquaient la grande chirurgie, que les médecins clercs ne daignaient pas faire. Enfin les barbiers devaient se restreindre à pratiquer la saignée et à soigner les plaies légères, les clous et les bosses.

L'enseignement de la chirurgie était presque complétement délaissé dans l'Université; les médecins clercs l'enseignaient, peu ne la pratiquant point.

Les chirurgiens sentirent la nécessité d'enseigner eux-mêmes la chirurgie, que ne leur enseignaient point les professeurs de l'Université.

Les chirurgiens laïques érigés en corporation donnèrent eux-mêmes, tant à Paris qu'en province, l'enseignement chirurgical; ils reçurent des bacheliers, des licenciés et des maîtres. Ils avaient formé une véritable Faculté de Chirurgie à côté de l'Université.

L'Université ne tarda pas à se rendre jalouse des droits que s'étaient arrogé les chirurgiens. De leur côté, les chirurgiens avaient sans cesse à se plaindre des empiétements des barbiers, qui pratiquaient souvent la grande chirurgie. De longues discussions entre les médecins clercs, les barbiers et les chirurgiens occupèrent presque tout le xv⁰ siècle.

La confrérie de Saint-Côme, pour lutter plus efficacement contre les empiétements des barbiers; se soumit par deux fois à l'Université, qui leur promit aide et protection. Les chirurgiens durent en revanche même renoncer à faire des ordonnances, à prescrire des médicaments. On leur enleva la collation des grades.

Les chirurgiens de Saint-Côme n'en continuèrent pas moins cependant à recevoir des Maîtres en chirurgie.

Pour se venger des Maîtres chirurgiens, la Faculté créa un enseignement pour les barbiers, qu'elle initia en langue vulgaire aux enseignements des auteurs classiques de chirurgie. Ces cours furent successivement repris, interrompus, sur les réclamations des Maîtres chirurgiens.

Enfin chirurgiens et barbiers rentrèrent dans le giron de la Faculté, en 1515. La Faculté acceptait les chirurgiens dans son sein et les appelait à constituer avec eux un jury mixte pour la réception des barbiers et des chirurgiens. Les chirurgiens acceptaient que des médecins fussent introduits dans le jury qui devait recevoir les Maîtres en chirurgie.

En résumé, jusqu'à la fin du xviii⁰ siècle la chirurgie était considérée comme une partie très-accessoire de la médecine ; le chirurgien était le subalterne du médecin, et le barbier le subalterne du chirurgien. On ne laissait aux chirurgiens que l'exécution manuelle de l'opération.

L'Université opprimait la chirurgie. Le chirurgien ne pouvait légalement exécuter d'opération qu'après l'avis préalable des médecins.

Depuis le commencement de ce siècle, une grande révolution s'est accomplie dans la pratique de la chirurgie. Facultés et Écoles secondaires ont simultanément enseigné, depuis 1792, la médecine et la chirurgie.

La chirurgie a pris enfin à côté de la médecine, la place et l'importance qu'elle avait su depuis longtemps mériter.

Les Facultés de Médecine donnent à la fois les deux ordres

d'enseignement et décernent des diplômes octroyant le droit de pratiquer la médecine et la chirurgie, mais qui donnent en même temps l'obligation de connaître ces deux sciences, qui se prêtent un mutuel appui.

Il ne m'appartient pas d'aborder la phase que traverse en ce moment l'enseignement médical, la création de Facultés nouvelles ; cette phase sera pour nous, je l'espère, une ère nouvelle de travail et de noble émulation.

C'est à la grande Révolution de 1789 que nous devons l'abolition de tous les anciens priviléges de l'Université. En 1792 tombèrent, avec bien d'autres abus, les derniers vestiges des institutions surannées du moyen âge.

Le décret de 1792 supprima sans distinction toutes les universités et leurs priviléges : celles de Paris, de Bordeaux, de Montpellier; l'exercice de la médecine et de la chirurgie fut profondément modifié. Deux ans plus tard, l'enseignement médical, réorganisé, fut installé à Paris, à Montpellier et à Strasbourg. Je ne saurais même esquisser ici la part que chacune de ces Facultés a prise au progrès de la chirurgie moderne de 1792 jusqu'à aujourd'hui. De ces trois Facultés, l'une d'elles, Strasbourg, a disparu avec les chères provinces que les malheurs de la guerre nous ont cruellement arrachées, mais son glorieux passé nous appartient et son brillant personnel médical enseignant nous reste.

A côté des Facultés, les Écoles secondaires ont eu certainement en France un rôle important. On apprécierait d'autant mieux la valeur des services que ces écoles ont rendus si l'on connaissait mieux les difficultés de tout genre que leurs professeurs dévoués ont dû vaincre pour créer sans ressources les diverses installations que nécessitent l'enseignement médical.

Après cette digression, que vous trouverez peut-être un peu longue, mais qui m'a paru nécessaire, nous devons esquisser rapidement le plan que nous nous proposons de suivre dans le cours de Médecine opératoire. Nous avons déjà défini cette science, et je vous ai montré dès le début de cette leçon comment je comprenais son étude. Je vous ai indiqué ses origines dans le passé ; cherchons maintenant avec vous quel ordre, quelle méthode, quel plan nous allons adopter pour son étude.

Celse et Galien rangeaient les différentes opérations suivant leur but, en les rattachant à la diérèse et à l'exérèse; Guy de Chauliac y ajouta la synthèse et Dionis la prothèse. Tout dans la chirurgie consistait pour ces chirurgiens, de près ou de loin, à couper, à enlever, à réunir ou à suppléer nos différents organes.

Ces divisions furent classiques jusqu'au xixe siècle. On ne saurait, sans forcer les analogies, faire entrer dans ces quatre chapitres toutes les opérations chirurgicales.

Sabatier, au commencement de ce siècle, étudia les différentes opérations en prenant pour base de sa méthode de classification les différentes lésions pour lesquelles on les pratique.

C'est ainsi qu'il étudia successivement les opérations utiles dans les plaies des différentes régions, celles que l'on pratique pour les ulcères, les fistules, les tumeurs, les corps étrangers, les vices de conformation ; il avait réservé un chapitre spécial aux amputations et aux résections.

Une division plus rationnelle et qui est aujourd'hui généralement suivie, et que je me propose d'adopter pour mon cours, consiste à étudier d'abord les opérations élémentaires, telles que les divers moyens de diérèse, d'exérèse, de synthèse, qui trouvent leurs applications dans les opérations les plus compliquées.

J'étudierai d'abord les différents moyens qui peuvent servir à diviser les tissus, à extraire les tumeurs. Je ferai suivre cette étude des différents procédés de réunion des plaies, qu'elles soient la conséquence d'un accident, le résultat d'une opération.

Ces préliminaires posés, j'aborderai les opérations générales, c'est-à-dire celles qui peuvent porter sur un ensemble de tissus, sur la peau, les muscles, les tendons, les nerfs, les vaisseaux, les os et les articulations; enfin je me propose d'étudier, avec les opérations générales, les amputations que l'on peut pratiquer dans les mêmes conditions sur les différents segments de nos membres.

Une troisième et dernière partie de la Médecine opératoire sera plus tard consacrée aux opérations spéciales, que j'étudierai par régions et par organes.

Nous nous occuperons tout d'abord des différents moyens de diérèse et d'exérèse ; je vous ferai connaître les différents procédés employés pour diviser les tissus, enlever les tumeurs. L'étude générale des différents moyens de synthèse suivra nécessairement celle de la diérèse; nous passerons de là aux opérations générales.

Nous débuterons dans cette étude par les opérations que l'on pratique sur l'appareil circulatoire, et, comme préambule de cette étude, nous nous occuperons d'abord de l'hémostasie; nous étudierons ensuite successivement les opérations qu'on pratique sur les artères et les veines, les amputations et les résections, et, si le temps le permet, nous vous ferons connaître successivement toutes les opérations qui rentrent dans le cadre des opérations générales. Tel est, Messieurs, le programme que je me propose de suivre dans le cours de cette année.

En terminant cette leçon, permettez-moi de vous remercier de votre bienveillant accueil. Il m'impose des devoirs auxquels je ne faillirai pas ; soyez bien persuadés que je ne négligerai rien pour vous faciliter les moyens de vous initier pratiquement et théoriquement à l'étude de la Médecine opératoire.

Mon zèle, mon dévouement et tout mon temps vous appartiennent; j'ose espérer que vous voudrez bien, en revanche, m'accorder votre assiduité.

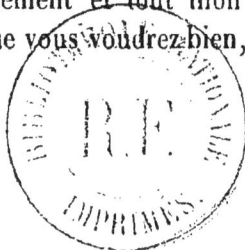

(Extrait du MONTPELLIER MÉDICAL.)

Montpellier. — Typogr. BOEHM et FILS.

361

www.ingramcontent.com/pod-product-compliance
Lightning Source LLC
Chambersburg PA
CBHW060518200326

41520CB00017B/5092